D1725536

Table des matières

ᴉ e

INTRODUCTION

Découvrez le pouvoir de l'alimentation pour gérer les symptômes de la maladie de Crohn avec notre guide complet du régime pour la maladie de Crohn. Ce livre vous offre toutes les clés pour nourrir votre corps de manière optimale et améliorer votre qualité de vie en réduisant les symptômes de cette maladie inflammatoire de l'intestin.

Le régime pour la maladie de Crohn est spécialement conçu pour apaiser l'inflammation, réduire les douleurs et favoriser une digestion saine. Il met l'accent sur les aliments faciles à digérer, riches en nutriments, et évite ceux qui peuvent aggraver les symptômes.

1. COMPRENDRE LA MALADIE DE CROHN - Découvrez les causes, les symptômes et les facteurs déclenchants de cette maladie inflammatoire de l'intestin.

2. ALIMENTS RECOMMANDÉS - Explorez une liste complète d'aliments qui peuvent aider à

réduire l'inflammation et favoriser une digestion saine.

3. ÉVITER LES ALIMENTS IRRITANTS - Apprenez quels aliments peuvent aggraver les symptômes de la maladie de Crohn et comment les éviter.

4. FAVORISER LA NUTRITION OPTIMALE - Découvrez comment obtenir tous les nutriments essentiels malgré les restrictions alimentaires liées à la maladie de Crohn.

5. STRATÉGIES DE CUISSON ET DE PRÉPARATION - Obtenez des conseils pratiques pour cuisiner et préparer les aliments de manière à les rendre plus faciles à digérer.

CHAPITRE UN

Qu'est-ce que la maladie de Crohn ?

La maladie de Crohn est une maladie chronique qui provoque une inflammation et une irritation du tube digestif. Le plus souvent, la maladie de Crohn affecte votre petit intestin et le début de votre gros intestin. Cependant, la maladie peut affecter n'importe quelle partie de votre tube digestif, de votre bouche à votre anus. Apprenez-en plus sur votre système digestif et son fonctionnement.

La maladie de Crohn est une maladie inflammatoire de l'intestin (MII). Les colites ulcéreuses et microscopiques sont d'autres types courants de MII.

La maladie de Crohn commence le plus souvent progressivement et peut s'aggraver avec le temps. Vous pouvez avoir des périodes de rémission qui peuvent durer des semaines ou des années.

Quels sont les types de la maladie de Crohn ?

La maladie de Crohn peut affecter différentes sections du tube digestif. Les types de maladie de Crohn comprennent :

• Gastroduodénal : l'inflammation et l'irritation affectent l'estomac et le haut de l'intestin grêle (le duodénum).

• Ileocolitis: L'inflammation se produit dans l'intestin grêle et dans une partie du gros intestin, ou colon. L'iléocoolite est le type le plus courant de la maladie de Crohn.

• Iléite : un gonflement et une inflammation se développent dans l'intestin grêle (iléon).

• Jéjunoiléite : des zones inégales d'inflammation se développent dans la moitié supérieure de l'intestin grêle (appelé jéjunum).

Qu'est-ce qui cause la maladie de Crohn ?

Il n'y a aucune cause connue de la maladie de Crohn. Certains facteurs peuvent augmenter votre risque de développer la condition, notamment :

• Maladie auto-immune : les bactéries présentes dans le tube digestif peuvent amener le système immunitaire de l'organisme à attaquer vos cellules saines.

• Gênes : la maladie inflammatoire de l'intestin (MICI) est souvent héréditaire. Si vous avez un parent, un frère ou une sœur ou un autre membre de la famille atteint de la maladie de Crohn, vous courez peut-être un risque accru de l'avoir également. Il existe plusieurs mutations spécifiques (changements) dans vos gènes qui peuvent prédisposer les gens à développer la maladie de Crohn.

• Tabagisme : Le tabagisme pourrait jusqu'à doubler votre risque de maladie de Crohn.

Symptômes de la maladie de Crohn

Dans la maladie de Crohn, n'importe quelle partie de votre petit ou gros intestin peut être impliquée. Cela peut impliquer plusieurs segments ou être continu. Chez certaines personnes, la maladie ne se situe que dans le côlon, qui fait partie du gros intestin.

Les signes et les symptômes de la maladie de Crohn peuvent varier de légers à graves. Ils se développent généralement progressivement, mais parfois ils surviennent soudainement, sans avertissement. Vous pouvez également avoir des périodes de temps où vous n'avez aucun signe ou symptôme (rémission).

Lorsque la maladie est active, les symptômes comprennent généralement :

- Diarrhée

- Fièvre

- Fatigue

- Du sang dans vos selles

- Les plaies de la bouche

- Diminution de l'appétit et perte de poids

- Douleurs et crampes abdominales

Douleur ou drainage près ou autour de l'anus en raison d'une inflammation d'un tunnel dans la peau (fistule)

Autres signes et symptômes

Les personnes atteintes de la maladie de Crohn sévère peuvent également éprouver des symptômes en dehors du tractus intestinal, notamment :

- Inflammation de la peau, des yeux et des articulations

- Inflammation du foie ou des poussières de bile

• Calculs rénaux

• Déficience en fer)

• Retard de croissance ou de développement sexuel chez les enfants

Facteurs de risque

Les facteurs de risque de la maladie de Crohn comprennent :

Âge.

La maladie de Crohn peut survenir à tout âge, mais vous êtes susceptible de développer la maladie lorsque vous êtes jeune. La plupart des personnes atteintes de la maladie de Crohn sont diagnostiquées avant l'âge de 30 ans environ.

Ethnicité.

Bien que la maladie de Crohn puisse affecter n'importe quel groupe ethnique, ce sont les blancs qui présentent le risque le plus élevé, en particulier les personnes d'origine juive d'Europe de l'Est (ashkénaze). Cependant, l'incidence de la maladie de Crohn augmente parmi les Noirs qui vivent en Amérique du Nord et au Royaume-

Uni. La maladie de Crohn est également de plus en plus présente dans la population du Moyen-Orient et parmi les migrants aux États-Unis.

Antécédents familiaux.

Vous courez un risque plus élevé si vous avez un parent au premier degré, tel qu'un parent, un frère ou un enfant, atteint de la maladie. Jusqu'à 1 personne sur 5 atteinte de la maladie de Crohn a un membre de la famille atteint de la maladie.

Fumer des cigarettes.

La cigarette est le facteur de risque contrôlable le plus important pour développer la maladie de Crohn. Fumer entraîne également une maladie plus grave et un risque accru de subir une intervention chirurgicale. Si vous fumez, il est important d'arrêter.

Médicaments anti-inflammatoires non stéroïdiens.

Ceux-ci incluent l'ibuprofène (Advil, Motrin IB, autres), le naproxène sodique (Alève), le diclofène sodique et autres. Bien qu'ils ne causent pas la maladie de Crohn, ils peuvent entraîner une inflammation de l'intestin qui aggrave la maladie de Crohn.

Quelles sont les complications de la maladie de Crohn ?

Les complications de la maladie de Crohn peuvent inclure les éléments suivants :

• Fissures anales.

Les fissures anales sont de petites déchirures dans l'anus qui peuvent provoquer des démangeaisons, des douleurs ou des saignements.

• Obstruction intestinale.

La maladie de Crohn peut épaissir la paroi de vos intestins. Au fil du temps, les zones épaissies de vos intestins peuvent se rétrécir, ce qui peut bloquer vos intestins. Une obstruction intestinale partielle ou complète, également appelée blocage intestinal, peut bloquer le mouvement des aliments ou des selles dans vos intestins.

• Ulcères.

L'inflammation n'importe où le long de votre tube digestif peut entraîner des ulcères ou des plaies ouvertes dans la bouche, les intestins, l'anus ou le périnée.

• Fistules.

Dans la maladie de Crohn, l'inflammation peut traverser la paroi de vos intestins et créer des tunnels ou des fistules. Les fistules sont des passages anormaux entre deux organes, ou entre un organe et l'extérieur de votre corps. Les fistules peuvent s'infecter.

• Abcès.

L'inflammation qui traverse la paroi de vos intestins peut également entraîner des abcès. Les abcès sont des poches d'infection douloureuses, enflées et remplies de pus.

• Malnutrition.

La malnutrition se développe lorsque votre corps ne reçoit pas la bonne quantité de vitamines, de minéraux et de nutriments dont il a besoin pour maintenir la santé des tissus et du fonctionnement des organes.

• Inflammation dans d'autres parties de votre corps. Vous pouvez avoir une inflammation des articulations, des yeux et de la peau.

Diagnostic de la maladie de Crohn

Dans le passé, les patients souffraient de symptômes pendant des années jusqu'à ce qu'ils reçoivent un diagnostic approprié. Aujourd'hui, grâce à de meilleures techniques d'imagerie et à une plus grande connaissance de la maladie de Crohn, le temps entre votre première visite chez le médecin et la phase de diagnostic et de traitement est beaucoup plus court.

Un diagnostic de la maladie de Crohn commence par un examen physique complet. Cependant, votre examen physique peut être tout à fait normal. Votre médecin utilisera un certain nombre d'autres outils de diagnostic pour confirmer un diagnostic de la maladie de Crohn. Ensemble, ces résultats créeront une image complète de la nature de votre état.

Les procédures de diagnostic comprennent :

• Numérisations d'imagerie

• Coloscopie

• Sigmoidoscopy flexible

Numérisations d'imagerie

Une analyse d'imagerie est une procédure de diagnostic non invasive qui permet à votre médecin d'obtenir des images détaillées de la zone touchée. Une tomodensitométrie (TDM) utilise une puissante technologie de rayons X pour produire les images.

D'autres analyses d'imagerie que votre médecin peut recommander incluent :

Sigmoidoscopy flexible

Deux procédures endoscopiques courantes pour diagnostiquer la maladie de Crohn sont une sygmoscopie flexible et une coloscopie.

Un test flexible examine le rectum et le côlon inférieur.

Un sygmoidoscope est un endoscope spécialisé qui est un tube mince et flexible éclairé que votre médecin insère à l'intérieur de vous pour voir la personne affectée ea.

• Un test flexible examine le rectum et le côlon inférieur.

Pendant la procédure :

• Votre colon doit être à l'écart des selles pour que votre médecin ait une bonne visibilité. Les préparations peuvent inclure un régime liquide, un lavement et des laxatifs.

• Votre médecin insère le symptôme dans le rectum et dans l'intestin et le gros intestin.

• Une force majeure peut être insérée dans le champ d'application afin de prélever un petit échantillon de tissu pour une analyse plus approfondie.

• La procédure peut provoquer des crampes ou de l'inconfort.

Coloscopie

Une coloscopie examine le rectum et l'ensemble du côlon. Un montant pour la visualisation plus loin dans la façon dont le fait que celle-ci est plus que celle de la progression de la progression de la progression de celle-ci.

Lors d'une coloscopie :

• Votre colon doit être exempt de selles afin que votre médecin ait une bonne visibilité. Les préparatifs peuvent inclure un régime liquidien, un lavement et des laxatifs.

• Vous êtes endormi avant la procédure.

• Votre médecin insère le colonoscope à travers le rectum et dans l'anus et le gros intestin.

• Une pince à biseau peut être insérée à travers l'endoscope afin de prélever un petit échantillon de tissu pour une analyse plus approfondie.

• La procédure peut causer des crampes ou des malaises.

Rayons X de lavement baryté à double contraste

Il s'agit d'une radiographie spéciale, utilisant un matériau de contraste pour mettre en évidence la zone touchée. Pendant la radiographie, votre médecin peut clairement voir le côlon droit et l'iléon (partie de l'intestin grêle), les deux étant le plus souvent impliqués dans la maladie de Crohn.

Avant la procédure, vous devrez nettoyer votre côlon de toute selle. Les préparations peuvent inclure un régime liquide, un lavement ou un laxatif. Lors d'un lavement baryté :

• Une préparation de baryum (produit de contraste) est insérée dans une sonde rectale.

• Le baryum décrit le côlon, mettant en évidence les anomalies.

• Une radiographie est prise.

• Votre médecin peut rechercher des preuves de la maladie de Crohn.

Série petit intestin

Il s'agit d'une procédure rapide et sûre pour visualiser l'intestin grêle. Au cours de cette procédure :

• Vous buvez une préparation de baryum.

• Des radiographies aériennes sont prises à intervalles fréquents.

• Lorsque le baryum atteint votre petit intestin, une fluoroscopie est effectuée. Une radiographie est une radiographie spécialisée qui prend des images animées en temps réel de vos structures internes.

- Au cours de la fluoroscopie, vous serez déplacé dans diverses positions.

- Ces radiographies révèlent l'étendue de la maladie et l'emplacement des obstructions.

Enteroclysis

Il s'agit d'une procédure de diagnostic complexe et plus invasive. Cependant, il est plus sensible à la détection de certaines anomalies. Vous pouvez être sous sédation et le médecin passera un tube dans votre nez et dans votre tube digestif. Il est similaire à un lavement baryté à double contraste.

Comment la maladie de Crohn est-elle gérée ou traitée ?

Le traitement de la maladie de Crohn varie en fonction de la cause de vos symptômes et de leur gravité. Chez les enfants, le but du traitement est d'induire une rémission (le temps entre les poussées de symptômes), de maintenir la rémission et de gérer les complications de la maladie de Crohn moi.

Votre fournisseur de soins de santé peut vous recommander un ou plusieurs de ces traitements pour la maladie de Crohn :

• Antibiotiques : les antibiotiques peuvent prévenir ou traiter les infections. Les infections graves peuvent entraîner des abcès (poches de pus). Ou ils peuvent provoquer des fistules (des ouvertures ou des tunnels qui relient deux organes qui ne se connectent pas normalement).

• Repos intestinal : pour donner à vos intestins une chance de guérir, votre fournisseur peut vous recommander de ne pas manger ni boire pendant plusieurs jours ou plus. Pour obtenir la nutrition dont vous avez besoin, vous pouvez recevoir une nutrition intraveineuse (rarentérale). Ne buvez qu'un liquide prescrit ou ayez une sonde d'alimentation pendant cette période.

• Corticostéroïdes : la cortisone, la pyrale et d'autres médicaments soulagent l'inflammation provoquée par une maladie auto-immune.

- Médicaments antidiarrhéiques : Médicaments sur ordonnance comme le loréramide (Imodium AD®) pour la diarrhée sévère.

- Produits biologiques : Ces médicaments comprennent des anticorps monoclonaux pour supprimer la réponse immunitaire.

- Immunomodulateurs : ces médicaments calment l'inflammation en supprimant un système immunitaire hyperactif. Ils comprennent l'azathioprine et la cyclosporine.

- Chirurgie : La chirurgie ne guérit pas la maladie de Crohn, mais elle peut traiter les complications. Vous pourriez avoir besoin d'une intervention chirurgicale pour corriger les perforations intestinales (trous), les blocages ou les saignements.

Mode de vie et remèdes maison

Parfois, vous pouvez vous sentir impuissant face à la maladie de Crohn. Mais des changements dans votre alimentation et votre mode de vie peuvent aider à contrôler vos symptômes et à allonger le temps entre les poussées.

Régime

Il n'y a aucune preuve solide que ce que vous mangez provoque réellement une maladie inflammatoire de l'intestin. Mais certains aliments et boissons peuvent aggraver vos signes et symptômes, en particulier lors d'une poussée.

Il peut être utile de tenir un journal alimentaire pour suivre ce que vous mangez, ainsi que ce que vous ressentez. Si vous découvrez que certains aliments font éclater vos symptômes, vous pouvez essayer de les éliminer.

Voici quelques suggestions diététiques générales qui peuvent vous aider à gérer votre état :

• Mangez de petits repas. Vous constaterez peut-être que vous vous sentez mieux en mangeant cinq ou six petits repas par jour plutôt que deux ou trois plus gros.

• Limitez les produits laitiers. De nombreuses personnes atteintes d'une maladie inflammatoire de l'intestin constatent que des problèmes tels que la diarrhée, les douleurs abdominales et les gaz s'améliorent en limitant ou en éliminant les produits laitiers. Vous pouvez être intolérant au lactose, c'est-à-dire que votre corps ne peut pas digérer le sucre du lait (lactose) dans les produits laitiers. L'utilisation d'un produit enzymatique tel que Lactaid peut aider.

• Buvez beaucoup de liquides. Essayez de boire beaucoup de liquides quotidiennement. L'eau est la meilleure. L'alcool et les boissons contenant de la caféine stimulent vos intestins et peuvent aggraver la diarrhée, tandis que les boissons gazeuses produisent fréquemment des gaz.

• Envisagez les multivitamines. Parce que la maladie de Crohn peut interférer avec votre capacité à absorber les nutriments et parce que votre régime alimentaire peut être limité, les suppléments de multivitamines et de minéraux sont souvent utiles. Vérifiez auprès de votre médecin avant de prendre des vitamines ou des suppléments.

• Parlez à un diététicien. Si vous commencez à perdre du poids ou si votre alimentation est devenue très limitée, parlez-en à un diététicien.

Stress

Bien que le stress ne cause pas la maladie de Crohn, il peut aggraver vos signes et vos symptômes et déclencher des poussées. Bien qu'il ne soit pas toujours possible d'éviter le stress, vous pouvez apprendre des moyens d'aider à le gérer, tels que :

• Faites de l'exercice. Même un exercice léger peut aider à réduire le stress, à soulager la dépression et à normaliser la fonction intestinale. Discutez avec votre médecin d'un plan d'exercice qui vous convient.

• Des exercices réguliers de relaxation et de respiration. Une façon de faire face au stress est de se détendre régulièrement et d'utiliser des techniques telles que la respiration profonde et lente pour se calmer. Vous pouvez prendre des cours de yoga et de méditation ou utiliser des livres, des CD ou des DVD à la maison.

• Biofeeedback. Cette technique de réduction du stress peut vous aider à réduire la tension musculaire et à ralentir votre rythme cardiaque à l'aide d'une machine à rétroaction. Le but est de vous aider à entrer dans un état détendu afin que vous puissiez gérer plus facilement le stress.

Fumer

Fumer augmente votre risque de développer la maladie de Crohn. Et une fois que vous avez la maladie de Crohn, fumer peut l'aggraver. Les personnes atteintes de la maladie de Crohn qui fument sont plus susceptibles d'avoir des rechutes et d'avoir besoin de médicaments et de nouvelles interventions chirurgicales. Arrêter de fumer peut améliorer la santé globale de votre tube digestif, ainsi que fournir de nombreux autres avantages pour la santé.

Médecine alternative

De nombreuses personnes atteintes de la maladie de Crohn ont utilisé une forme de médecine complémentaire et alternative pour traiter leur condition.

Cependant, il existe peu d'études bien conçues sur la sécurité et l'efficacité de ces traitements.

Avantages du régime

Lorsque vous avez les symptômes de Crohn, éviter certains aliments et boissons peut vous aider à vous sentir mieux. La façon dont vous mangez peut également aider à prévenir certaines complications de la maladie de Crohn.

La recherche a montré que le régime alimentaire peut avoir un effet sur la progression de la maladie de Crohn. Mais en fin de compte, de nombreux facteurs déterminent si une personne contracte la maladie de Crohn (en particulier la génétique).

Selon les recherches, certaines personnes atteintes de la maladie de Crohn rapportent moins de poussées si elles mangent régulièrement un régime riche en fibres. Cependant, vous vous sentirez peut-être mieux de vous en tenir à un régime pauvre en fibres lorsque vous avez des symptômes.

Comment ça marche

Certains types d'aliments sont plus difficiles à digérer que d'autres. Généralement, les aliments riches en fibres comme les légumes crus et les grains entiers demandent à vos intérêts de faire plus de travail que des aliments simples, fades et faibles en fibres comme le blanc nature. riz.

Lorsque vos intestins sont faibles et endommagés, les processus digestifs normaux peuvent être stressants. Demander à votre corps de faire un peu moins de travail donne à votre digestion le temps de guérir.

Mettre moins de pression sur vos intestins peut également atténuer vos symptômes. Certains aliments laissent moins de résidus dans votre côlon, ce qui signifie que vous aurez moins de selles, ce qui peut être particulièrement utile si vous souffrez de diarrhée.

Éviter les autres aliments difficiles à digérer comme ceux qui sont riches en matières grasses, épicés ou sucrés peut également aider à réduire les symptômes . Choisir des aliments qui peuvent traverser votre tube digestif élimine facilement le stress des aliments «lourds». Garder les aliments fades aide également à prévenir plus d'inflammation.

Aliments à manger

Fruits et légumes

Les fruits et les légumes ont de nombreux avantages pour la santé, mais ils peuvent causer des problèmes pour la même raison que les grains entiers : teneur élevée en fibres insolubles.

Au lieu d'éviter complètement les fruits et légumes, vous pouvez toujours récolter certains de leurs avantages en les traitant différemment. Par exemple, la cuisson et la cuisson à la vapeur de fruits et de légumes peuvent les rendre plus faciles à digérer. Cependant, ce processus peut également supprimer certains de leurs nutriments importants, en particulier les vitamines et les enzymes solubles dans l'eau.

Vous voudrez peut-être discuter avec un médecin et un diététicien des moyens de prévenir toute carence.

Fruits et légumes à essayer :

- cantaloup

- une sauce

- légumes cuits à la vapeur ou cuits

- poivrons

- bananes

- concombres pelés

- squash

- citrouille

Grains

Les céréales sont des aliments de base courants. Les grains entiers sont souvent présentés comme offrant les avantages les plus diététiques, car ils sont riches en fibres et en nutriments. La recherche suggère qu'un régime riche en fibres peut réduire le risque de MII.

Mais une fois que vous recevez un diagnostic de MII et que la maladie est active, le facteur fibre peut être problématique. En fonction de vos symptômes, votre médecin peut vous recommander un régime pauvre en fibres.

Cela signifie que vous devrez limiter la quantité de grains entiers que vous mangez. Selon la Crohn's and Colitis Foundation of America (CCFA), les personnes atteintes de la maladie de Crohn peuvent bénéficier d'un régime alimentaire pauvre en fibres et en résidus pour aider à gérer les petits troubles intestinaux. symptômes aigus ou aigus . Ce régime réduit les fibres et les « déchets » qui peuvent rester derrière et irriter les intestins.

Graines à manger :

• semoule de maïs et polenta

• gruau

• riz et pâtes de riz

• patates

• pain sans gluten

Protéines et viande

En ce qui concerne les poussées de Crohn, vos sélections de protéines doivent être basées sur la teneur en matières grasses. Opter pour des protéines avec moins de matières grasses est un meilleur choix.

Protéines à manger :

• filet de porc

• beurre de cacahuète

• œufs

• poisson

• coquillages

• volaille à viande blanche

• tofu et autres produits à base de soja

Produits laitiers

Bien que certaines personnes atteintes de la maladie de Crohn puissent avoir un verre de lait ici et là sans problème, vous ne tolérerez peut-être pas très bien les produits laitiers.

Au lieu de cela, essayez de manger des substituts laitiers, qui sont largement disponibles dans les magasins d'alimentation et les supermarchés.

Alternatives laitières ou laitières à essayer :

• lait, yaourt et fromage à base de plantes comme le soja, la noix de coco, l'amande, le lin ou le chanvre

• produits laitiers fermentés faibles en gras comme le yaourt ou le kéfir

Aliments à éviter

Voici quelques aliments généralement évités que les personnes atteintes de la maladie de Crohn trouvent souvent avantageux d'exclure de leur alimentation :

Aliments gras :

Les aliments riches en matières grasses, tels que les aliments frits, les collations grasses, les coupes de viande grasses et les sauces riches, peuvent être difficiles à digérer et peuvent contribuer à la diarrhée ou aux douleurs abdominales. Choisissez des sources de protéines maigres et optez pour des méthodes de cuisson plus légères comme la cuisson au four ou la cuisson au gril.

Produits laitiers :

De nombreuses personnes atteintes de la maladie de Crohn souffrent d'intolérance au lactose ou ont de la difficulté à digérer les produits laitiers en raison d'une inflammation de l'intestin. Envisagez d'éviter ou de limiter les produits laitiers, ou optez pour des alternatives sans lactose comme le lait, le fromage et le yaourt sans lactose.

Aliments riches en fibres :

Les aliments fibreux, tels que les grains entiers, les fruits et légumes crus, les noix et les graines, peuvent être difficiles à traiter pour le système digestif et peuvent aggraver les symptômes. Optez pour des fruits et légumes cuits ou pelés, et choisissez des céréales raffinées si nécessaire.

Aliments épicés :

Les épices comme les piments forts, les sauces piquantes et les condiments épicés peuvent irriter le tube digestif et entraîner une gêne ou une inflammation. Envisagez de réduire ou d'éliminer les aliments épicés de votre alimentation.

Caféine et boissons gazeuses :

La caféine et les boissons gazeuses, telles que le café, le thé, les boissons énergisantes et les sodas, peuvent stimuler le système digestif, entraînant potentiellement des diarrhées, des gaz ou des ballonnements. Choisissez plutôt des tisanes ou des boissons décaféinées et optez pour de l'eau plate ou des boissons non gazeuses.

Alcool:

L'alcool peut irriter le tube digestif et aggraver les symptômes chez de nombreuses personnes atteintes de la maladie de Crohn. Il est conseillé d'éviter ou de limiter la consommation d'alcool pour prévenir les poussées potentielles.

Aliments riches en gaz :

Certains aliments, y compris les haricots, les lentilles, le chou, le brocoli, les oignons et les boissons gazeuses, peuvent produire un excès de gaz dans le système digestif, entraînant des inconfort et ballonnements. Envisagez de réduire ou d'éviter ces aliments, en particulier pendant les poussées.

Édulcorants artificiels :

Certains édulcorants artificiels, tels que le sorbitol, peuvent avoir un effet laxatif et peuvent exacerber la diarrhée ou les gaz. Vérifiez les étiquettes des aliments pour les édulcorants artificiels et envisagez d'opter pour des édulcorants naturels avec modération, comme le miel ou le sirop d'érable.

Plans de repas

Jour 1 :

Petit-déjeuner:

• Oeufs brouillés avec épinards sautés et champignons.

• Toast sans gluten avec une tartinade d'avocat.

Déjeuner :

• Salade de quinoa avec concombres en dés, tomates cerises et fromage feta.

• Lanières de poulet grillées sur le dessus.

- Tranches d'oranges pour le dessert.

Collation:

- Craquelins de riz avec houmous.

- Tisane.

Dîner:

- Boulettes de viande de dinde au four avec sauce marinara.

- Pâtes ou nouilles de courgettes sans gluten.

- Brocoli cuit à la vapeur avec un filet d'huile d'olive.

Jour 2 :

Petit-déjeuner:

- Pouding aux graines de chia pendant la nuit fait avec du lait sans lactose, surmonté de fraises tranchées et d'amandes broyées.

- Oeufs à la coque.

Déjeuner:

- Brochettes de crevettes grillées au citron et aux herbes.

• Salade de quinoa et légumes variés.

• Mangue tranchée pour le dessert.

Collation:

• Onctueux à base de yogourt sans lactose, de baies mélangées, d'épinards et de lait d'amande.

• Barre granola sans gluten.

Dîner:

• Blanc de poulet rôti au romarin et à l'ail.

• Purée de chou-fleur.

• Haricots verts cuits à la vapeur.

Jour 3 :

Petit-déjeuner :

• Crêpes sans gluten garnies de baies fraîches et d'un filet de sirop d'érable.

• Bacon de Turquie sur le côté.

Déjeuner :

• Salade de thon à base de thon en conserve, de céleri en dés et de mayonnaise sans produits laitiers.

• Wraps de laitue.

• Kiwi tranché pour le dessert.

Snack :

• Frites de patates douces au four.

• Tisane.

Dîner :

• Morue au four avec une croûte de citron et d'herbes.

• Pilaf de quinoa aux légumes rôtis.

• Asperges cuites à la vapeur.

Jour 4 :

Petit-déjeuner :

• Petit-déjeuner au quinoa avec du quinoa cuit, du yaourt sans lactose, des tranches de banane et une pincée de cannelle.

• Oeufs brouillés avec des tomates en dés.

Déjeuner :

• Sauté de poulet et de légumes avec poitrine de poulet maigre, poivrons, brocoli et carottes.

• Servi sur du riz blanc cuit à la vapeur.

• Baies fraîches pour le dessert.

Collation:

• Gâteaux de riz au beurre d'amande.

• Thé aux herbes.

Dîner :

• Tofu cuit au four avec un glaçage teriaki.

• Noodles de riz brun avec bok choy sauté et champignons.

• Salade de légumes verts avec une vinaigrette légère.

Jour 5 :

Petit-déjeuner :

• Des flocons d'avoine sans gluten avec du lait d'amande, garnis de tranches de pêches et d'un filet de miel.

• Oeufs mollets.

Déjeuner :

• Salade d'épinards et de fraises avec amandes tranchées et fromage feta sans produits laitiers.

• Des lanières de poulet grillées sur le dessus.

• Pommes tranchées pour le dessert.

Collation:

• Smoothie à base de yogourt sans lactose, d'ananas, d'épinards et d'eau de coco.

• Craquelins sans gluten.

Dîner:

• Saumon cuit au four avec une sauce au citron et à l'aneth.

• Pilaf de quinoa avec légumes rôtis (par exemple, poivrons, courgettes et tomates sherry).

• Brocoli cuit à la vapeur.

Jour 6 :

Petit-déjeuner:

• Pain grillé sans gluten garni de purée d'avocat et de tranches de radis.

• Oeufs pochés.

Déjeuner:

• Wraps de laitue turque remplis de dinde hachée maigre, de poivrons en dés et de carottes râpées.

• Servi avec un côté de duuinoa.

• Des raisins frais pour le dessert.

Collation:

• Rice cakes avec du fromage à la crème sans produits laitiers et des tranches de concombre.

• Thé aux herbes.

Dîner:

• Brochettes de crevettes grillées avec une marinade au citron et aux herbes.

• Salade de quinoa et légumes variés.

• Asperges cuites à la vapeur.

Jour 7 :

Petit-déjeuner:

• Oeufs brouillés avec épices sautées et tomates cerises.

• Pain grillé sans gluten avec une tartinade de beurre d'amande.

Déjeuner:

• Soupe aux légumes et lentilles avec carottes, céleri et lentilles bien cuits.

• Tranches d'oranges pour le dessert.

Collation:

• Smoothies à base de yogourt sans lactose, de baies mélangées, d'épinards et de lait d'amande.

• Barre granola sans gluten.

Dîner:

• Poitrine de poulet grillée avec un glaçage balsamique.

• Patates douces rôties.

• Haricots verts cuits à la vapeur.

Liste de courses

Voici une liste d'épicerie pour vous aider à naviguer dans les allées et à faire des choix éclairés :

Fruits et légumes :

• Zucchini

• Brocoli

• Chou-fleur

• Légumes verts (épinards, chou frisé, laitue)

• Poivrons (rouge, vert, jaune)

• Tomates

• Concombres

• Carottes

• Patates douces

• Avocat

• Baies (fraises, myrtilles, framboises)

- Agrumes (oranges, citrons, citrons verts)

Protéines :

- Poitrine de poulet sans peau

- Coupes maigres de bœuf ou de porc

- Poisson frais ou congelé (saumon, cabillaud, tilapia)

- Oeufs

- Tofu

- Thon ou saumon en conserve (mis dans l'eau)

- Yogourt sans lactose ou sans produits laitiers

- Beurre d'amande ou beurre d'arachide

Grains :

- Du pain ou des roulés sans gluten

- Pâtes sans gluten (riz, quinoa ou à base de maïs)

- Quinoa

- Riz brun

- Avoine sans gluten

• Gâteaux de riz ou craquelins sans gluten

Produits laitiers et alternatives laitières :

• Lait sans lactose ou lait végétal (amande, noix de coco, soja)

• Yaourt sans lactose ou sans produits laitiers

• Fromage sans lactose ou sans produits laitiers (si toléré)

• Fromage à la crème sans produits laitiers (si toléré)

Agrafes du garde-manger :

• L'huile d'olive

• Huile de canola

• Farine sans gluten (riz, amande, noix de coco)

• Herbes et épices (ail, gingembre, origan, basilic, curcuma, cumin)

• Bouillon de légumes ou de poulet à faible teneur en sodium

• Haricots en conserve (si tolérés)

- Lentilles en conserve (si tolérées)

- Levure nutritionnelle (pour la saveur de fromage sans produits laitiers)

- Barres granola ou collations sans gluten

Collations et friandises :

- Gâteaux de riz

- Barres granola sans gluten

- Noix (amandes, noix, noix de cajou)

- Graines (graines de chia, graines de lin)

- Bretzels sans gluten ou popcorn

- Chocolat noir (si toléré)

Breuvages:

- Tisanes

- Eau de coco

- Eau plate

- Boissons non gazeuses et sans caféine (si tolérées)

CHAPITRE DEUX

Le régime alimentaire de la maladie de Crohn contient les directives suivantes :

Soupe crémeuse aux épinards :

Ingrédients :

• 2 tasses de feuilles d'épinards frais

• 1 petit oignon coupé en dés

• 1 gousse d'ail, hachée

• 1 cuillère à soupe d'huile d'olive

• 1 tasse de bouillon de légumes à faible teneur en sodium

• 1/2 tasse de lait faible en gras

Sel et poivre au goût

Instructions :

1. Faire chauffer l'huile d'olive dans une casserole à feu moyen.

2. Ajouter l'oignon coupé en dés et l'ail haché à la saucisse et faire revenir jusqu'à ce qu'il soit translucide.

3. Ajouter les feuilles fraîches et cuire jusqu'à ce qu'elles soient flétries.

4. Versez le bouillon de légumes et portez à ébullition. Cuire pendant 5 minutes.

5. Retirer du feu et laisser refroidir.

6. À l'aide d'un mélangeur à immersion ou d'un mélangeur ordinaire, mélanger la soupe jusqu'à consistance lisse.

7. Remettre la casserole à feu doux, incorporer le lait et chauffer doucement jusqu'à ce qu'il soit bien chaud.

8. Assaisonner avec du sel et du poivre au goût.

9. Servir chaud.

Informations nutritionnelles (par portion) : Calories : 120 Protéines : 5 g Glucides : 12 g Lipides : 7 g Fibres : 2 g

Morue au four au citron et aux herbes :

Ingrédients:

• 4 onces de remplissage

• 1 jus de citron de table

- 1 cuillère à café d'huile d'olive

- 1/2 cuillère à café d'aneth séché

- 1/2 cuillère à café de fruits secs

- Sel et poivre au goût

Instructions:

1. Préchauffer le four à 375°F (190°C).

2. Placer la garniture de gazon sur une plaque à pâtisserie tapissée de papier parchemin.

3. Arroser le poisson de jus de citron et d'huile d'olive.

4. Saupoudrer d'aneth séché, de persil séché, de sel et de poivre uniformément sur le filet.

5. Cuire au four préchauffé pendant environ 12-15 minutes ou jusqu'à ce que le poisson se défasse facilement avec une fourchette.

6. Servir chaud avec des légumes cuits à la vapeur ou une simple salade.

Informations nutritionnelles (par portion) : Calories : 140
Protéines : 27 g Glucides : 1 g Lipides : 3 g Fibres : 0 g

Sauté de quinoa et légumes :

Ingrédients:

• 1/2 tasse d'uinoa réchauffé

• 1/2 tasse de légumes mélangés (brocoli, carottes, poivrons)

• 1/4 tasse d'oignon, coupé en dés

• 1 gousse d'ail hachée

• 1 cuillère à soupe de sauce soja faible en sodium

• 1 cuillère à café d'huile d'olive

• Sel et poivre au goût

Instructions:

1. Chauffer l'huile d'olive dans une poêle antiadhésive ou un wok à feu moyen.

2. Ajoutez l'oignon coupé en dés et l'ail haché dans la poêle et faites sauter jusqu'à ce qu'il soit parfumé.

3. Ajoutez les légumes mélangés et faites cuire jusqu'à ce qu'ils soient tendres et croustillants.

4. Incorporer le quinoa cuit et la sauce soja. Bien mélanger.

5. Assaisonner avec du sel et du poivre selon le goût.

6. Cuire pendant 1 à 2 minutes supplémentaires, en s'assurant que tout est bien chaud.

7. Servir chaud.

Informations nutritionnelles (par portion) : Calories : 190 Protéines : 7 g Glucides : 30 g Lipides : 4 g Fibres : 5 g

Flocons d'avoine crémeux à la banane :

Ingrédients:

• 1/2 tasse de flocons d'avoine

• 1 verre d'eau

• 1/2 tasse de lait d'amande (ou autre lait non laitier)

• 1 petite banane mûre, écrasée

• 1 table de miel (facultatif)

- 1/2 cuillère à café de cannelle

- 1/4 cuillère à café d'extrait de vanille

Instructions :

1. Dans une casserole, porter l'eau à ébullition.

2. Ajouter les flocons d'avoine et réduire le feu à ébullition. Cuire environ 5 minutes en remuant de temps en temps.

3. Incorporer le lait d'amande, la purée de banane, le miel (le cas échéant), la cannelle et l'extrait de vanille.

4. Continuez à cuire pendant encore 2-3 minutes ou jusqu'à ce que l'avoine atteigne la consistance désirée.

5. Retirer du feu et laisser refroidir légèrement.

6. Servir chaud et garnir de tranches de banane supplémentaires ou d'une pincée de cannelle, si désiré.

Informations nutritionnelles (par portion) : Calories : 200 Protéines : 5 g Glucides : 42 g Lipides : 3 g Fibres : 5 g

Sauté de dinde et de légumes :

Ingrédients :

• 4 onces de dinde hachée

• 1 tasse de légumes mélangés (brocoli, carottes, pois mange-tout)

• 1/4 tasse de poivron rouge, tranché

• 1 cuillère à soupe de sauce soja à faible teneur en sodium

• 1 cuillère à café d'huile d'olive

• 1/2 cuillère à café de gingembre, haché

• Sel et poivre au goût

Instructions:

1. Chauffer l'huile d'olive dans une poêle antiadhésive ou au wok à feu moyen.

2. Ajoutez la dinde hachée et le gingembre dans la poêle et faites cuire jusqu'à ce qu'ils soient dorés.

3. Ajoutez les légumes mélangés et le poivron rouge à la poêle. Faire sauter jusqu'à ce que les légumes soient tendres et croquants.

4. Incorporer la sauce soja à faible teneur en sodium et assaisonner avec du sel et du poivre selon le goût.

5. Cuire pendant 1 à 2 minutes supplémentaires pour s'assurer que tout est bien chaud.

6. Servir chaud.

Information nutritionnelle (par portion) : Calorique : 240 Protéines : 22 g Glu : 14 g Lipides : 10 g Fibres : 4 g

Poivrons farcis au quinoa :

Ingrédients:

• 2 gros poivrons (salés)

• 1/2 tasse de quinoa cuit

• 1/4 tasse de haricots noirs, rincés et égouttés

• 1/4 tasse de grains de maïs

• 2 tomates en dés

• 2 tables de saumon frais haché

• 1 cuillère à soupe de jus de citron vert

• 1/2 cuillère à café

Sel et poivre au goût

Instructions :

1. Préchauffer le four à 375°F (190°C).

2. Coupez le dessus des poivrons et retirez les graines et les membranes.

3. Dans un bol à mélanger, combiner le duinoa cuit, les haricots noirs, les grains de maïs, les tomates en dés, la coriandre, le jus de citron vert, le cumin, le sel et le poivre.

4. Verser le mélange de quinoa dans le poivron.

5. Placer les poivrons farcis dans un plat allant au four et couvrir de papier d'aluminium.

6. Cuire au four chaud pendant 30 à 35 minutes ou jusqu'à ce que les côtes soient tendres.

7. Retirer du four et laisser refroidir légèrement avant de servir.

Information nutritionnelle (par portion) : Calories : 220 Protéines : 9 g Glu : 42 g Lipides : 2 g Fibres : 9 g

Sauté de poulet et de légumes à faible teneur en fibres :

Ingrédients :

• 4 onces de poitrine de poulet désossée, sans peau, tranchée finement

• 1 tasse de légumes mélangés (carottes, courgettes, poivrons)

• 1 cuillère à soupe de sauce soja faible en sodium

• 1 cuillère à café d'huile d'olive

• Sel et poivre au goût

Instructions:

1. Faire chauffer l'huile d'olive dans une poêle antiadhésive à feu moyen.

2. Ajouter les tranches de steak et cuire jusqu'à ce qu'elles soient légèrement dorées et bien chaudes.

3. Retirez le poulet de la poêle et mettez-le de côté.

4. Dans la même poêle, ajouter les légumes mélangés et faire sauter jusqu'à ce qu'ils soient tendres.

5. Remettez le poulet cuit dans la poêle et ajoutez la sauce soja, le sel et le poivre.

6. Bien mélanger pour combiner et cuire pendant 1 à 2 minutes supplémentaires.

7. Servez chaud et dégustez !

Informations nutritionnelles (par portion) : Calories : 230 Protéines : 26 g Glucides : 10 g Lipides : 9 g Fibres : 3 g

Saumon au four facile avec purée de pommes de terre :
Ingrédients:

• 4 onces de filet de saumon

• 1 pomme de terre moyenne, pelée et coupée en cubes

• 1 cuillère à soupe de beurre non salé

• 1/4 tasse de lait faible en gras

• 1 cuillère à soupe d'aneth frais, haché

• Sel et poivre au goût

Instructions :

1. Préchauffer le four à 400°F (200°C).

2. Placez le filet de saumon sur une plaque à pâtisserie tapissée de papier sulfurisé.

3. Assaisonnez le saumon avec du sel, du poivre et de l'aneth frais.

4. Cuire au four préchauffé pendant environ 12 à 15 minutes, ou jusqu'à ce qu'il soit bien cuit.

5. Pendant ce temps, faites bouillir la pomme de terre en cubes dans une casserole d'eau jusqu'à ce qu'elle soit tendre.

6. Égouttez les pommes de terre cuites et transférez-les dans un bol à mélanger.

7. Ajouter le beurre, le lait, le sel et le poivre dans le bol et écraser les pommes de terre jusqu'à consistance lisse.

8. Servir le saumon cuit au four avec une purée de pommes de terre.

Informations nutritionnelles (par portion) : Calories : 240 Protéines : 23 g Glucides : 18 g Lipides : 8 g Fibres : 2 g

Smoothie crémeuse à la banane :

Ingrédients:

- 1 banane mûre moyenne

- 1/2 tasse de yaourt faible en gras

- 1/2 tasse de lait d'amande (ou autre lait non laitier)

- 1 cuillère à soupe de miel (en option)

- 1/2 cuillère à café d'extrait de vanille

- Glaçons (en option)

Instructions:

1. Pelez la banane et cassez-la en morceaux.

2. Placez les morceaux de banane, le yaourt faible en gras, le lait d'amande, le miel et l'extrait de vanille dans un mélangeur.

3. Mélanger jusqu'à consistance lisse et crémeuse.

4. Si vous le souhaitez, ajoutez quelques glaçons et mélangez à nouveau jusqu'à refroidissement.

5. Versez le smoothie dans un verre et servez froid.

Informations nutritionnelles (par portion) : Calories : 180 Protéines : 5 g Glucides : 39 g Lipides : 2 g Fibres : 2 g

Salade de quinoa et de légumes :

Ingrédients :

- 1/2 tasse de pâte cuite

- 1/2 tasse de tomates cerises, coupées en deux

- 1/4 tasse de concombre, coupé en dés

- 1/4 tasse de paprikas, coupés en dés

- 2 cuillères à soupe de persil frais, haché

- 1 cuillère à soupe de jus de citron

- 1 cuillère à soupe d'huile d'olive

- Sel et poivre au goût

Instructions :

1. Dans un bol, mélanger le quinoa cuit, les tomates cerises, le concombre, les poivrons et le persil frais.

2. Dans un petit bol séparé, fouetter ensemble le jus de citron, l'huile d'olive, le sel et le poivre.

3. Versez la vinaigrette sur le mélange de légumes et de légumes et mélangez.

4. Ajustez l'assaisonnement au goût.

5. Servir frais ou à température ambiante.

Informations nutritionnelles (par portion) : Calories : 200
Protéines : 5 g Glucides : 26 g Lipides : 8 g Fibres : 4 g

Poulet rôti et patates douces :
Ingrédients:

• 4 onces de poitrine hachée sans peau et désossée

• 1 petite patate douce, pelée et coupée en dés

• 1 cuillère à soupe d'huile d'olive

• 1/2 cuillère à café de thym séché

• 1/2 cuillère à café de paprika

• Sel et poivre au goût

Instructions:

1. Préchauffer le four à 400°F (200°C).

2. Placer la poitrine de poulet et les rotatoes sucrés
coupés en dés sur une plaque à pâtisserie.

3. Versez de l'huile d'olive sur le poulet et les patates douces, et saupoudrez de thym séché, de paprika, de sel et de poivre.

4. Mélangez le tout pour bien enrober les assaisonnements.

5. Cuire au four préchauffé pendant environ 20 à 25 minutes, ou jusqu'à ce que le poulet soit bien cuit et que les patates douces soient tendres.

6. Retirer du four et laisser reposer quelques minutes avant de servir.

Informations nutritionnelles (par portion) : Calories : 230 Protéines : 25 g Glucides : 12 g Lipides : 9 g Fibres : 2 g

Pudding aux graines de chia et aux bleuets :

Ingrédients:

• 1/4 tasse de graines de chia

• 1 tasse de lait d'amande non sucré (ou autre lait non laitier)

• 1/2 tasse de bleuets frais

• 1 cuillère à soupe de miel (facultatif)

• 1/2 cuillère à café d'extrait de vanille

Instructions:

1. Dans un bocal ou un récipient, mélanger les graines, le lait d'amande, le miel (le cas échéant) et l'extrait de vanille.

2. Bien mélanger pour s'assurer que les graines sont uniformément réparties.

3. Laissez le mélange reposer pendant environ 10 minutes, puis remuez à nouveau pour éviter l'agglutination.

4. Couvrir le récipient et réfrigérer pendant au moins 2 heures ou toute la nuit.

5. Avant de servir, remuez bien le pudding de chia.

6. Garnir de myrtilles fraîches et déguster !

Informations nutritionnelles (par portion) : Calories : 180 Protéines : 5 g Glucides : 22 g Lipides : 9 g Fibres : 12 g

Poulet au four au citron et aux herbes :

Ingrédients :

• 4 onces de poitrine de poulet désossée et sans peau

• 1 cuillère à soupe de jus de citron

• 1 cuillère à café d'huile d'olive

• 1/2 cuillère à café de thym séché

• 1/2 cuillère à café de romarin séché

• Sel et poivre au goût

Instructions :

1. Préchauffez le four à 375°F (190°C).

2. Placez la poitrine de poulet dans un plat allant au four.

3. Versez du jus de citron et de l'huile d'olive sur le poulet.

4. Saupoudrer de thym séché, de romarin séché, de sel et de poivre uniformément sur le poulet.

5. Cuire au four préchauffé pendant environ 25 à 30 minutes ou jusqu'à ce que le poulet soit bien cuit et atteigne une température interne de 165 ° F (74 ° C).

6. Laissez reposer quelques minutes avant de servir.

Information nutritionnelle (par portion) : Calories : 180 Protéines : 27 g Glucides : 2 g Lipides : 7 g Fibres : 0 g

Omelette aux épinards et aux tomates :

Ingrédients :

• 2 gros œufs

• 1/2 tasse de feuilles d'épinards frais

• 1/4 tasse de tomates en dés

• 1 cuillère à soupe de basilic frais haché

• Sel et poivre au goût

• Spray de cuisson ou un peu d'huile d'olive pour la poêle

Instructions :

1. Dans un bol, battre les œufs jusqu'à ce qu'ils soient bien mélangés.

2. Faites chauffer une poêle antiadhésive à feu moyen et enduisez-la d'un aérosol de cuisson ou d'un peu d'huile d'olive.

3. Ajoutez les œufs battus dans la poêle et faites tourner la poêle pour étaler les œufs uniformément.

4. Cuire pendant une minute ou jusqu'à ce que les bords commencent à prendre.

5. Saupoudrer de feuilles d'épinards, de tomates en dés et de basilic haché sur la moitié de l'omelette.

6. Assaisonner avec du sel et du poivre au goût.

7. Pliez l'autre moitié de l'omelette sur la garniture et laissez cuire encore une minute.

8. Faites glisser l'omelette sur une assiette et servez.

Information nutritionnelle (par portion) : Calories : 170 Protéines : 14 g Glu : 5 g Lipides : 11 g Fibres : 1 g

Asperges rôties à l'ail :

Ingrédients:

• 1 botte d'asperges, extrémités ligneuses coupées

• 2 gousses d'ail, hachées

• 1 huile d'olive de table

Sel et poivre au goût

• Quartiers de citron pour servir (en option)

Instructions :

1. Préchauffez le four à 425°F (220°C).

2. Placez les asperges sur une plaque à pâtisserie recouverte de papier sulfurisé.

3. Versez de l'huile d'olive sur les asperges, puis saupoudrez uniformément d'ail haché, de sel et de poivre.

4. Mélangez le tout pour enrober les asperges d'huile et d'assaisonnements.

5. Étalez les asperges en une seule couche sur la plaque à pâtisserie.

6. Faites rôtir au four préchauffé pendant environ 10 à 12 minutes ou jusqu'à ce que les asperges soient tendres et légèrement dorées.

7. Retirez du four et versez un peu de jus de citron frais sur les asperges rôties avant de servir (si vous le souhaitez).

Information nutritionnelle (rer portion) : Calories : 60 Protéines : 3g Glucides : 6g Lipides : 4g Fibres : 3g

Salade de saumon et quinoa :
Ingrédients:

• 4 onces de saumon cuit, émietté

• 1/2 sur du jus trempé

• 1 tasse de mesclun

• 1/4 tomates cerises aigres, coupées en deux

• 2 cuillères à soupe de concombre coupé en dés

• 2 oignons rouges coupés en dés

• 1 jus de citron de table

• 1 cuillère à soupe d'huile d'olive

Sel et poivre au goût

Instructions:

1. Dans un grand bol, mélanger le saumon cuit, le duinoa, les salades mixtes, les tomates cerises, le concombre et l'oignon rouge.

2. Dans un petit bol, fouetter ensemble le jus de citron, l'huile d'olive, le sel et le poivre.

3. Arroser la vinaigrette sur le mélange de salade et mélanger doucement pour combiner.

4. Ajustez l'assaisonnement au goût.

5. Servir frais ou à température ambiante.

Informations nutritionnelles (par portion) : Calories : 230 Protéines : 22 g Glucides : 13 g Lipides : 9 g Fibres : 2 g

Sauté de légumes au riz brun :
Ingrédients:

• 1/2 tasse de riz brun cuit

• 1/2 tasse de légumes mélangés (brocoli, poivrons, carottes)

• 2 cuillères à soupe de sauce soja à faible teneur en sodium

- 1 cuillère à soupe d'huile d'olive

- 1/2 cuillère à café d'ail haché

- 1/4 de cuillère à café de gingembre râpé

- Sel et poivre au goût

Instructions:

1. Chauffer l'huile d'olive dans une poêle antiadhésive ou un wok à feu moyen.

2. Ajouter l'ail haché et le gingembre râpé dans la poêle et faire sauter pendant 1 minute.

3. Ajouter les légumes mélangés à la poêle et faire sauter jusqu'à ce qu'ils soient tendres et croustillants.

4. Incorporer le riz brun cuit et la sauce soja à faible teneur en sodium. Bien mélanger.

5. Assaisonner avec du sel et du poivre selon le goût.

6. Cuire pendant 2 à 3 minutes supplémentaires pour tout réchauffer.

7. Servir chaud.

Information nutritionnelle (par portion) : Calories : 220 Protéines : 4 g Glu : 33 g Lipides : 9 g Fibres : 4 g

Bol de smoothie aux baies :

Ingrédients:

- 1 tasse de baies congelées mélangées (fraises, myrtilles, framboises)

- 1/2 banane congelée

- 1/2 tasse de lait d'amande non sucré (ou autre lait non laitier)

- 1 table des matières

- 1 table de noix hachées non sucrées

- Garnitures ordinaires : baies fraîches, banane tranchée, granola

Instructions:

1. Dans un mélangeur, combiner les baies congelées, la banane congelée et le lait d'amande.

2. Mélanger jusqu'à consistance lisse et crémeuse.

3. Versez le smoothie dans un bol.

4. Saupoudrer de graines de shia et de sosonut déchiqueté sur le tor.

5. Ajoutez les garnitures souhaitées, telles que des baies fraîches, des tranches de banane ou du granola.

6. Servir immédiatement.

Information nutritionnelle (rer portion) : Calories : 210 Protéines : 4g Glucides : 35g Lipides : 7g Fibres : 10g

Nouilles de courgettes à la sauce tomate :

Ingrédients:

• 1 courgette moyenne

• 1/2 tomates en dés

• 2 tables de concentré de tomate

• 1 gousse d'ail, hachée

• 1 cuillère à café d'huile d'olive

• 1/2 cuillère à café de basilic séché

• Sel et poivre au goût

Instructions :

1. Utilisez un grattoir ou un éplucheur à julienne pour créer des nouilles de courgette à partir de la courgette.

2. Faire chauffer l'huile d'olive dans une poêle à feu moyen.

3. Ajouter l'ail haché dans la poêle et faire sauter pendant 1 minute jusqu'à ce qu'il soit parfumé.

4. Ajouter les tomates en dés, la pâte de tomate, le basilic séché, le sel et le poivre dans la poêle. Bien mélanger.

5. Cuire la sauce tomate pendant environ 5 minutes jusqu'à ce qu'elle soit bien chaude et légèrement épaissie.

6. Ajouter les nouilles de courgettes dans la poêle et remuer délicatement pour les faire cuire dans la sauce.

7. Cuire pendant 2-3 minutes supplémentaires jusqu'à ce que les nouilles soient tendres.

8. Servir chaud.

Information nutritionnelle (par portion) : Calories : 120 Protéines : 4 g Glucides : 18 g Lipides : 5 g Fibres : 6 g

Poulet au four et frites de patates douces :

Ingrédients:

• 4 onces de poitrine de poulet désossée et sans peau

• 1 petite patate douce, mise en frites

• 1 cuillère à café d'huile d'olive

• 1/2 cuillère à café de rarrika

• 1/4 cuillère à café d'ail cru

Sel et poivre au goût

Instructions:

1. Préchauffez le four à 425°F (220°C).

2. Assaisonnez la poitrine de poulet avec du sel, du poivre, du paprika et de la poudre d'ail.

3. Placez la poitrine de poulet sur une plaque à pâtisserie tapissée de papier sulfurisé.

4. Mélangez les frites de patates douces avec de l'huile d'olive, du sel et du poivre dans un bol.

5. Étalez les frites de patates douces sur une autre plaque à pâtisserie tapissée de papier sulfurisé.

6. Cuire à la fois la poitrine de poulet et les frites de patate douce dans le four préchauffé pendant environ 20-25 minutes ou jusqu'à ce que le poulet soit bien cuit et la frite de patate douce sont croustillants.

7. Retirez du four et laissez-les refroidir légèrement avant de servir.

Information nutritionnelle (par portion) : Calories : 240 Protéines : 26 g Glucides : 20 g Lipides : 6 g Fibres : 3 g

Salade de fraises et épinards :

Ingrédients:

• 2 tasses de feuilles d'épinards frais

• 1/2 tasse de fraises tranchées

• 1/4 tasse d'amandes tranchées

• 1 cuillère à soupe de vinaigre balsamique

• 1 huile d'olive de table

• 1/2 cuillère à café de miel (facultatif)

• Sel et poivre au goût

Instructions:

1. Dans un grand bol, mélanger les feuilles d'épinards, les fraises tranchées et les amandes tranchées.

2. Dans un petit bol, fouetter ensemble le vinaigre balsamique, l'huile d'olive, le miel (le cas échéant), le sel et le poivre.

3. Arrosez la vinaigrette sur le mélange de salade et mélangez doucement.

4. Rectifier l'assaisonnement au goût.

5. Servir immédiatement.

Informations nutritionnelles (par portion) : Calories : 160 Protéines : 4 g Glucides : 10 g Lipides : 12 g Fibres : 3 g

Parfait au yaourt grec :

Ingrédients:

• 1/2 tasse de yogourt grec

• 1/4 tasse de baies fraîches (comme des fraises, des myrtilles ou des framboises)

- 1 table de granola non sucré

- 1 chambre (en option)

Instructions :

1. Dans un verre ou un bol, étalez la moitié du yaourt grec.

2. Ajoutez la moitié des baies fraîches sur le yaourt.

3. Saupoudrer la moitié du granola sur les baies.

4. Répétez le processus de superposition avec le yogourt, les baies et le granola restants.

5. Versez du miel dessus, si vous le souhaitez.

6. Servir immédiatement.

Informations nutritionnelles (par portion) : Calories : 150 Protéines : 12 g Glucides : 19 g Lipides : 3 g Fibres : 3 g

Soupe aux lentilles et aux légumes :

Ingrédients :

- 1/2 tasse de lentilles vertes séchées

- 1 carotte, coupée en dés

- 1 branche de céleri, coupée en dés

- 1/4 d'oignon, haché

- 2 tasses de bouillon de légumes à faible teneur en sodium

- 1/2 c. à thé de thym séché

- 1/2 cuillère à café d'orge séché

- Sel et poivre au goût

Instructions :

1. Rincez les lentilles sous l'eau froide et égouttez-les.

2. Dans une grande casserole, mélanger les lentilles, la carotte, le céleri, l'oignon, le bouillon de légumes, le thym séché, l'origan séché, le sel et le poivre.

3. Porter le mélange à ébullition à feu moyen-élevé.

4. Réduisez le feu à doux, couvrez la casserole et laissez mijoter pendant environ 30 minutes ou jusqu'à ce que les lentilles et les légumes soient tendres.

5. Ajustez l'assaisonnement au goût.

6. Servir chaud.

Informations nutritionnelles (par portion) : Calories : 220 Protéines : 15 g Glucides : 38 g Lipides : 1 g Fibres : 16 g

Sauté de quinoa et légumes :

Ingrédients:

• 1/2 tasse de quinoa cuit

• 1/2 tasse de légumes mélangés (tels que brocoli, poivrons, pois mange-tout)

• 1/4 d'oignons coupés

• 2 tables de sauce faible en sodium

• 1 table d'huile d'olive

• 1/2 cuillère à café d'ail haché

• 1/4 cuillère à café de flocons de piment rouge (facultatif)

• Sel et poivre au goût

Instructions :

1. Chauffer l'huile d'olive dans une poêle à feu moyen.

2. Ajouter l'oignon coupé en dés et faire sauter jusqu'à ce qu'il soit translucide.

3. Ajouter les légumes mélangés à la poêle et faire sauter pendant quelques minutes jusqu'à ce qu'ils soient légèrement tendres.

4. Incorporer la préparation cuite, l'ail haché, la sauce soja, les flocons de piment rouge (si désiré), le sel et le poivre.

5. Cuire encore 2-3 minutes jusqu'à ce que les saveurs soient bien combinées et que le plat soit bien chauffé.

6. Retirer du feu et laisser refroidir un peu avant de servir.

Informations nutritionnelles (par portion) : Calories : 210 Protéines : 7 g Glucides : 27 g Lipides : 9 g Fibres : 4 g

Crêpes aux bananes et à l'avoine :
Ingrédients :

• 1 banane mûre

- 1/2 tasse d'avoine (sans gluten si nécessaire)

- 1/4 tasse de lait d'amande (ou autre lait non laitier)

- 1/4 de cuillère à café de cannelle

- 1/4 de cuillère à café d'extrait de vanille

- Aérosol de cuisson ou huile de noix de coco pour le graissage

Instructions:

1. Dans un mélangeur ou un robot culinaire, mélanger la banane mûre, l'avoine, le lait d'amande, la cannelle et l'extrait de vanille jusqu'à consistance lisse.

2. Préchauffez une poêle antiadhésive ou une plaque chauffante à feu moyen.

3. Graissez légèrement la poêle avec un spray de cuisson ou de l'huile de noix de coco.

4. Versez environ 1/4 de tasse de pâte à crêpes dans la poêle et étalez-la en cercle.

5. Cuire pendant 2 à 3 minutes jusqu'à ce que des bulles commencent à se former à la surface, puis retourner et

cuire encore 2 à 3 minutes jusqu'à ce qu'elles soient dorées.

6. Répétez avec la pâte restante.

7. Servez les crêpes chaudes avec les garnitures de votre choix, telles que des baies fraîches ou un filet de miel.

Informations nutritionnelles (par portion, environ 2 pancakes) : Calories : 190 Protéines : 5 g Glucides : 37 g Lipides : 3 g Fibres : 4 g

Nouilles de courgettes à la tomate et au basilic :

Ingrédients:

• 2 courgettes moyennes

• 1 tasse de tomates en dés

• 1/4 tasse de basilic frais haché

• 2 cuillères à soupe d'huile d'olive

• 1 goussc d'ail émincée

• Sel et poivre au goût

• Fromage parmesan râpé (facultatif, pour servir)

Instructions :

1. Utilisez un grattoir ou un éplucheur de légumes pour créer des nouilles de courgettes.

2. Chauffer l'huile d'olive dans une grande poêle à feu moyen.

3. Ajouter l'ail haché et faire sauter pendant environ 1 minute jusqu'à ce qu'il soit parfumé.

4. Ajouter les nouilles de courgettes à la poêle et faire sauter pendant 2-3 minutes jusqu'à ce qu'elles soient légèrement ramollies.

5. Ajouter les tomates en dés et le basilic haché à la poêle, et assaisonner avec du sel et du poivre.

6. Cuire pendant 2 à 3 minutes supplémentaires jusqu'à ce que les tomates soient bien chaudes.

7. Retirer du feu et servir immédiatement.

8. Facultatif : Servir avec du parmesan râpé avant de servir.

Information nutritionnelle (rer portion) : Calories : 120
Protéines : 3 g Glu : 8 g Lipides : 10 g Fibres : 3 g

Pudding de chia aux baies mélangées :
Ingrédients:

• 2 cuillères à soupe de graines

• 1/2 tasse de lait d'amande (ou autre lait non laitier)

• 1/2 cuillère à café d'extrait de vanille

• 1 table à domicile (ortionnelle)

• 1/2 tasse de baies mélangées (telles que fraises, myrtilles, framboises)

Instructions :

1. Dans un bol, fouetter ensemble les graines de chia, le lait d'amande, l'extrait de vanille et le miel (si désiré).

2. Couvrir le bol et réfrigérer pendant au moins 2 heures ou toute la nuit, permettant aux graines de chia d'absorber le liquide et de former une consistance de type boudin.

3. Remuez bien le pudding de chia avant de servir.

4. Garnir de baies mélangées et servir.

Informations nutritionnelles (par portion) : Calories : 180 Protéines : 5 g Glucides : 20 g Lipides : 9 g Fibres : 9 g

Salade de quinoa aux légumes rôtis :
Ingrédients:

• 1/2 tasse d'uinoa cuit

• 1 tasse de légumes rôtis mélangés (tels que poivrons, courgettes, aubergines)

• 2 tables de jus de citron

• 1 huile d'olive de table

• 1/4 de cuillère à café d'origan séché

• Sel et poivre au goût

• Persil frais pour la garniture

Instructions:

1. Dans un bol, mélanger les légumes cuits et le mélange de légumes rôtis.

2. Dans un petit bol, fouetter ensemble le jus de citron, l'huile d'olive, l'origan séché, le sel et le poivre pour faire la vinaigrette.

3. Arroser la vinaigrette sur le duinoa et les légumes, et mélanger pour combiner.

4. Ajustez l'assaisonnement au goût.

5. Garnir de persil frais.

6. Servir frais ou à température ambiante.

Informations nutritionnelles (par portion) : Calories : 210 Protéines : 5 g Glucides : 28 g Lipides : 9 g Fibres : 5 g

Brochettes de poulet et de légumes :
Ingrédients :

• 4 onces de poitrine de poulet désossée, sans peau, coupée en cubes

• 1 tasse de légumes mélangés (tels que poivrons, tomates cerises, courgettes)

• 1 cuillère à soupe d'huile d'olive

• 1 cuillère à café d'assaisonnement italien séché

• Sel et poivre au goût

Instructions :

1. Préchauffer le gril ou la poêle à feu moyen-vif.

2. Enfilez les cubes de poulet et les légumes mélangés sur des brochettes.

3. Dans un petit bol, mélanger l'huile d'olive, l'assaisonnement italien séché, le sel et le poivre pour faire une marinade.

4. Badigeonner la marinade sur le poulet et les légumes.

5. Placez les brochettes sur le gril ou la poêle à griller et faites cuire pendant environ 10 à 12 minutes, en tournant parfois, jusqu'à ce que le poulet soit bien cuit et que les légumes soient tendres. .

6. Retirer du feu et laisser refroidir légèrement avant de servir.

Informations nutritionnelles (par portion) : Calories : 240 Protéines : 23 g Glucides : 8 g Lipides : 13 g Fibres : 2 g

Pudding aux baies et aux baies :

Ingrédients :

- 1/4 tasse de graines de chia

- 1 tasse de lait d'amande non sucré (ou autre lait non laitier)

- 1/2 tasse de baies mélangées (comme des fraises, des myrtilles, des framboises)

- 1 table de miel (facultatif)

- Feuilles de menthe fraîche pour la garniture

Instructions :

1. Dans un bol, mélanger les graines de chia et le lait d'amande.

2. Laissez le mélange reposer pendant environ 10 minutes, en remuant parfois, jusqu'à ce qu'il épaississe en une consistance de type pudding.

3. Dans un bol séparé, écrasez les baies mélangées avec une fourchette.

4. Superposez le pudding de chia et les baies écrasées dans des verres de service.

5. Verser du miel sur le dessus, si désiré.

6. Garnir de feuilles de menthe fraîche.

7. Réfrigérer pendant au moins 1 heure avant de servir pour permettre aux saveurs de se marier.

Informations nutritionnelles (par portion) : Calories : 170 Protéines : 5 g Glucides : 20 g Lipides : 8 g Fibres : 10 g

Poulet au four avec légumes rôtis :

Ingrédients:

• 4 onces de poitrine de poulet désossée et sans peau

• 1 tasse de légumes rôtis mélangés (tels que brocoli, chou-fleur, carottes)

• 1 cuillère à soupe d'huile d'olive

• 1/2 cuillère à café de thym séché

• Sel et poivre au goût

Instructions :

1. Préchauffez le four à 400°F (200°C).

2. Placez la poitrine de poulet sur une plaque à pâtisserie tapissée de papier sulfurisé.

3. Versez de l'huile d'olive sur la poitrine de poulet.

4. Saupoudrer de thym séché, de sel et de poivre uniformément sur le poulet.

5. Placez les légumes rôtis mélangés autour du poulet sur la plaque à pâtisserie.

6. Cuire au four préchauffé pendant environ 20 à 25 minutes ou jusqu'à ce que le poulet soit bien cuit et que les légumes soient tendres.

7. Laissez reposer quelques minutes avant de servir.

Information nutritionnelle (par portion) : Calories : 230 Protéines : 26 g Glucides : 10 g Lipides : 9 g Fibres : 4 g

Smoothie à la banane et aux amandes :

Ingrédients:

• 1 banane rouge

- 1 sirop de lait d'amande non sucré (ou autre lait non laitier)

- 1 tablette de beurre d'amande

- 1/2 cuillère à café de miel (ordinaire)

- 1/4 cuillère à café de vanille supplémentaire

- Sous-marins de glace (facultatif)

Instructions:

1. Dans un mélangeur, mélanger la banane mûre, le lait d'amande, le beurre d'amande, le miel (si désiré) et la vanille supplémentaire.

2. Mélanger jusqu'à consistance lisse et crémeuse.

3. Si vous le souhaitez, ajoutez quelques glaçons et mélangez à nouveau jusqu'à consistance lisse.

4. Versez dans un verre et servez immédiatement.

Informations nutritionnelles (par portion) : Calories : 220 Protéines : 5 g Glucides : 30 g Lipides : 10 g Fibres : 5 g

Feuilles de saumon et d'asperges :

Ingrédients :

• 4 onces de filet de saumon

• 8 pointes d'asperges, parées

• 1 cuillère à soupe de jus de citron

• 1 cuillère à soupe d'huile d'olive

• 1/2 cuillère à café d'aneth séché

• Sel et poivre au goût

Instructions :

1. Préchauffez le four à 400°F (200°C).

2. Placez le filet de saumon au centre d'un grand morceau de papier d'aluminium.

3. Disposez les pointes d'asperges autour du saumon.

4. Versez du jus de citron et de l'huile d'olive sur le saumon et les asperges.

5. Saupoudrer uniformément d'aneth séché, de sel et de poivre sur le poisson et les légumes.

6. Pliez le papier d'aluminium sur le saumon et les asperges, en scellant les bords pour former un paquet.

7. Placez le sachet de papier d'aluminium sur une plaque à pâtisserie et faites cuire au four préchauffé pendant environ 15 à 20 minutes ou jusqu'à ce que le saumon soit bien cuit et se défasse facilement à la fourchette.

8. Ouvrez soigneusement le sachet en aluminium, permettant à la vapeur de s'échapper, et servez.

Informations nutritionnelles (par portion) : Calories : 230 Protéines : 26 g Glucides : 5 g Lipides : 13 g Fibres : 2 g

Muffins à l'avoine et aux bleuets :

Ingrédients :

• 1 tasse d'avoine (sans gluten si nécessaire)

• 1/2 tasse de farine d'amande

• 1/4 tasse de jus de pomme non sucré

• 1/4 tasse de sirop d'érable

• 1/4 tasse de lait d'amande (ou autre lait non laitier)

• 1/2 cuillère à café de poudre à pâte

- 1/2 cuillère à café d'extrait de vanille

- 1/4 de cuillère à café de cannelle

- 1/4 cuillère à café de sel

- 1/2 tasse de bleuets frais

Instructions:

1. Préchauffez le four à 350 °F (175 °C).

2. Dans un bol, mélanger l'avoine, la farine d'amande, la poudre à pâte, la cannelle et le sel.

3. Dans un bol séparé, mélangez la sauce, le sirop d'érable, le lait d'amande et l'extrait de vanille.

4. Versez les ingrédients humides dans les ingrédients secs et remuez jusqu'à ce qu'ils soient bien combinés.

5. Incorporez délicatement les myrtilles fraîches.

6. Tapisser un moule à muffins avec des doublures en papier ou graisser les moules à muffins.

7. Divisez la pâte uniformément entre les moules à muffins.

8. Cuire au four préchauffé pendant environ 20 à 25 minutes ou jusqu'à ce qu'un cure-dent inséré au centre d'un muffin en ressorte propre.

9. Retirer du four et laisser refroidir les muffins dans le moule pendant quelques minutes avant de les transférer sur une grille pour qu'ils refroidissent complètement.

Informations nutritionnelles (par portion, 1 muffin) : Calories : 160 Protéines : 4 g Glucides : 23 g Lipides : 7 g Fibres : 3 g

Turquie laitue Wraps:

Ingrédients:

• 4 grandes feuilles de laitue (type Bibb ou Romaine)

• 4 onces de dinde hachée

• 1/4 de poivrons coupés en dés

• 1/4 de têtes surmoulés

• 1/4 tasse de sucre en dés

• 2 cuillères à soupe de sauce soja faible en sodium

• 1 cuillère à soupe de vinaigre de riz

- 1 cuillère à café d'huile de sésame

- 1/2 cuillère à café de gingembre haché

- Sel et poivre au goût

Instructions:

1. Dans une poêle, faites cuire la dinde hachée à feu moyen jusqu'à ce qu'elle soit dorée et bien cuite. Cassez-le en petits morceaux.

2. Ajoutez les poivrons, les carottes et le concombre coupés en dés dans la poêle et faites sauter pendant quelques minutes jusqu'à ce qu'ils soient légèrement ramollis.

3. Dans un petit bol, fouetter ensemble la sauce soja, le vinaigre de riz, l'huile de sésame, le gingembre haché, le sel et le poivre.

4. Versez la sauce sur le mélange de dinde et de légumes dans la poêle et remuez pour combiner.

5. Retirer du feu et laisser refroidir légèrement.

6. Versez le mélange sur les feuilles de laitue, enveloppez-les et fixez-les avec des brosses à dents si nécessaire.

7. Servir immédiatement.

Information nutritionnelle (par portion) : Calories : 180 Protéines : 18 g Glucides : 9 g Lipides : 8 g Fibres : 2 g

CONCLUSION

En conclusion, «Régime pour la Maladie de Crohn - Nourrissez votre Corps et Gérez les Symptômes» sert de ressource complète et inestimable pour les personnes qui cherchent à adopter un régime qui soutient leur santé et leur bien-être tout en gérant les défis de la maladie de Crohn. Ce livre de recettes va au-delà de la simple fourniture de recettes ; c'est un guide, une compagnie de confiance et une source d'autonomisation.

En offrant une gamme variée de recettes savoureuses et nutritives, adaptées spécifiquement aux besoins des personnes atteintes de la maladie de Crohn, "Régime pour la Maladie de Crohn" vise à inspirer et à ravir t, prouvant qu'un régime restreint peut toujours être une expérience culinaire délicieuse et agréable. Des soupes apaisantes aux plats principaux satisfaisants, en passant par les desserts gourmands, chaque recette a été soigneusement conçue pour nourrir à la fois le corps et l'âme.

De plus, ce livre de cuisine reconnaît l'importance de la connaissance et de la compréhension. En fournissant un aperçu complet de la maladie de Crohn et de ses implications alimentaires, ainsi que des conseils pratiques pour la planification des repas, l' organisation de la cuisine et la gestion Dans les aliments déclencheurs, les "voies nourricières" offrent aux individus les outils dont ils ont besoin pour prendre des décisions éclairées concernant leur alimentation et prendre le contrôle de leur santé.

Nous comprenons que vivre avec la maladie de Crohn peut présenter des défis indus, à la fois dans la cuisine et au-delà. C'est pourquoi "Régime pour la Maladie de Crohn" fait un effort supplémentaire, offrant des conseils sur les sorties au restaurant, la navigation dans les événements sociaux et le maintien d'une relation saine avec la nourriture. Il s'agit d'une ressource complète qui aborde les aspects essentiels de la vie avec la maladie de Crohn, favorisant un sentiment de confiance et d'autonomisation dans chaque cuisine. oice.

Avant tout, «Régime pour la Maladie de Crohn - Nourrissez votre Corps et Gérez les Symptômes » est une expression de compassion, de compréhension et de solidarité. Il reconnaît les difficultés rencontrées par les personnes atteintes de la maladie de Crohn et s'efforce de rendre leur voyage alimentaire plus gérable, agréable et épanouissant.

Alors que vous vous lancez dans votre propre voyage culinaire avec la maladie de Crohn, laissez "Régime pour la Maladie de Crohn" être votre compagnon de confiance, vous aidant à faire des choix nourrissants, à adopter de délicieuses saveurs et à trouver vous êtes en train de cuisiner et de manger. Puisse ce livre fournir non seulement de la nourriture pour votre corps, mais aussi de l'inspiration, de l'autonomisation et une voie vers une vie vibrante et épanouissante avec la maladie de Crohn.

Printed in Poland
by Amazon Fulfillment
Poland Sp. z o.o., Wrocław
19 June 2024

0bde7232-34f4-4509-ad9a-e0d2d2139066R01